INDICE

1. RESUMEN

Bautizado como SARS-COV-2, este famoso virus es el causante de la llamada "COVID 19" enfermedad que ha cambiado totalmente nuestro mundo, cambiando nuestra manera de vivir y convirtiéndose en un gran desafío para investigadores y científicos que buscan desesperadamente una vacuna eficaz frente a este organismo que posee que una gran virulencia y una gran capacidad de infectar.

En este trabajo vamos a estudiar la estructura y características de este virus así como las pruebas que se están realizando para su detección y posterior análisis de los datos extraídos.

2. INTRODUCCIÓN

El SARS-COV-2 no es el único organismo que ha hecho a lo largo de la humanidad que se ponga en peligro la supervivencia humana. Otras pandemias como la gripe española o la viruela, tuvieron un gran impacto y una gran mortalidad debido tanto a la escasez de medios higiénicos entre la población como a la falta de desarrollo científico y médico. El estudio de otros virus más recientes como el SARS-COV-1 está siendo de gran ayuda para obtener una vacuna eficaz, debido a su gran similitud con el organismo al que ahora nos enfrentamos.

Actualmente la enfermedad COVID 19 afecta prácticamente a todos los países del mundo, situándonos en un estado de pandemia a nivel global. Este suceso ha sido de tal impacto en nuestra sociedad que ha cambiado todos nuestros hábitos y costumbres afectando tanto a nivel económico, social y cultural.

3. OBJETIVOS

En este trabajo tenemos como objetivos principales:

- Comprender la estructura y ciclo de vida del SARS-COV-2
- Especificar las técnicas utilizadas para la detección del virus
- Describir la inmunidad generada por el virus
- Explicar de la información que nos aportan las pruebas de detección, así como sus distintas fases.

4. DESARROLLO

4.1 ESTRUCTURA DEL SARS-COV-2

En primer lugar, la característica más destacada en la estructura de los coronavirus son unas proyecciones de espiga que nacen de la superficie del organismo, dando lugar a una forma de corona lo que le da su nombre. Su estructura exterior tiene una forma esférica con dímeros de 125 nm.

Es un virus de ARN, de la familia de los coronavirus. Es uno de los grupos de virus con el genoma más largo que se conoce. Las partículas de coronavirus están formados por:

- Nucleocápside (N): Se encarga de proteger al material genético viral. Compuesta por la proteína N encargada de unirse al material genético e involucrada en el ensamblaje viral y la gemación (35) y por el ARN genómico que se asemeja estructuralmente al ARNm.

- Envoltura (E): Membrana con glicoproteínas que rodea al material hereditario. Participa en el ensamblaje viral y la gemación.

4

Sus proteínas principales son: La proteína S que está dividida en dos subunidades: S1 y S2; La proteína M define la forma de la envoltura y mantiene la unión con la nucleocápside, además es la proteína más abundante en la estructura del virus; La proteína de envoltura (E) es la más pequeña y tiene un papel importante en la liberación del virus; Proteína hemaglutinina esterasa (HE) que ayuda al acceso del virus a la célula a infectar y se halla solo en los betacoronavirus

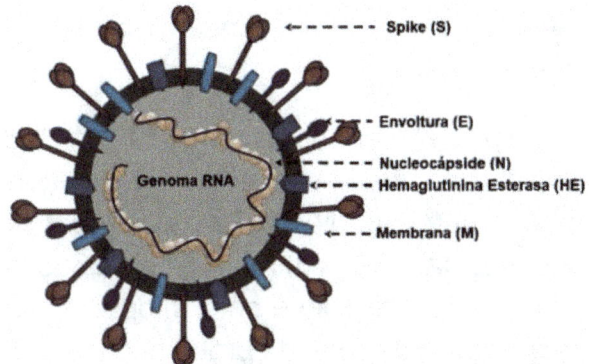

4.2 CICLO DE LA VIDA DEL SARS-COV-2

La infección por el SARS-COV-2 comienza cuando el virus entra en contacto con las células sanas de nuestro cuerpo invadiéndolas y haciendo a su vez copias de sí mismo. Para esto, es necesario que las glicoproteínas de espiga de la superficie que posee el virión se unan con los receptores que poseen las células huésped lo que produce la fusión de ambas membranas (viral y celular). Este proceso está mediado por la enzima convertidora de angiotensina 2 (ACE2) que permite que el virus penetre al interior.

El desarrollo de vacunas contra este virus podría tener su fundamento en este mecanismo.

Creado el endosoma, la fusión de la membrana de este con la envoltura del virus hace que se libere la nucleocápside al citoplasma. Seguidamente, el genoma del virus ARN queda libre en el citoplasma debido a la actuación de unas proteasas y su similitud con el ARN mensajero hace que se pueda unir a los ribosomas para su traducción.

A partir del ARN viral, se realiza la síntesis de la poliproteína en el huésped en la cual están unidas todas las proteínas que formarán el RCT. Este complejo hace posible la trascripción mediante la organización vesículas de doble membrana (8) y mediante la síntesis de secuencias de sgRNA codificantes para los polipéptidos y proteínas (estructurales y no estructurales) que determinan la biología del virus y la simetría helicoidal de su nucleocápside. Estas proteínas serán sintetizadas posteriormente en el retículo endoplasmático rugoso.

Ciclo del coronavirus SARS-CoV-2

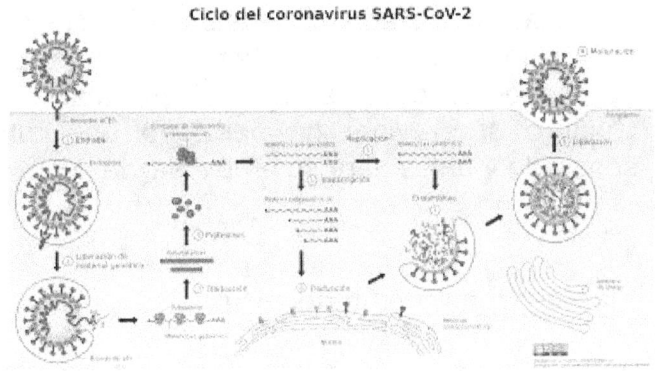

A continuación, se produce el ensamblaje de todos los componentes del virus. Este proceso está mediado principalmente por la proteína M, aunque necesita la ayuda de otras (E o S) generando así viriones maduros. Algunas de las proteínas del virus no estructurales (Nsp1,

Nsp3, Nsp7, Nsp15...) son capaces de realizar funciones vinculadas con la virulencia del virus como bloquear la respuesta inmune inmediata del huésped actuando como antagonistas de la producción del IFN10. Por otro lado, algunas de sus proteínas estructurales de la envoltura poseen funciones específicas como intervenir en el ensamblaje y liberación viral. Muchas características de las diferentes proteínas (por ejemplo, las de nsp 2 y 11) aún no se han descrito.

Después del ensamblaje, los viriones son transportados a la superficie celular en vesículas y liberados por exocitosis. No se sabe si los estos usan la ruta tradicional para el transporte de grandes cargas desde el Golgi o si el virus ha desviado una ruta separada y única para su propia salida. (12)

Vías de transmisión del virus

Al igual que otros patógenos respiratorios, como la gripe o el rinovirus, se sabe que la transmisión se produce a través de las gotas respiratorias al toser y estornudar, o incluso es posible en aerosol en exposición prolongada a elevadas concentraciones. Algunos autores parecen señalar que este virus también se puede transmitir mediante la vía oral-fecal, aunque se requieren más estudios para dilucidar su papel exacto en la diseminación de este. (13) El tiempo de incubación varía según el paciente, pero generalmente es de entre 3 a 7 días y hasta 2 semanas.

4.3 FISIOPATOLOGÍA DE LA ENFERMEDAD CAUSADA POR EL SARS-COV-2.

Aunque la mayoría de los casos de infección por SARS-COV-2 se resuelven de forma espontánea o en ocasiones asintomática, otros desarrollan una neumonía severa e incluso mueren, por lo que podríamos considerar diferentes niveles de complicación en la enfermedad.

Para presentar los distintos niveles de complicación utilizaremos la clasificación desarrollada por el Centro Chino para el Control y Prevención de Enfermedades que las clasifica en tres grupos según la gravedad de las manifestaciones clínicas (7)

Comenzaremos de mayor a menor gravedad. En primer lugar, se encuentra la COVID como enfermedad crítica, con clínicas graves que incluyen la neumonía severa, el Síndrome de

Dificultad Respiratoria Aguda, sepsis y shock séptico.

Esta se presenta principalmente en personas de edad avanzada y/o con alguna patología previa. (7) Actualmente se está estudiando también la afectación trombótica de los vasos pulmonares, con formación de microtrombos formados por depósitos de fibrina siendo este hecho un factor determinante en la evolución de la enfermedad.

En segundo lugar, encontramos el nivel de enfermedad grave, presentando principalmente disnea, disminución de la saturación del oxígeno en sangre, infiltraciones pulmonares y/o neumonía moderada entre otras.

Por último, se halla la infección como enfermedad leve, que presenta síntomas similares al resfriado común o la gripe (fiebre leve, tos, dolor de garganta, congestión nasal...) pero no presenta disnea ni neumonía. (7)

La mayor parte de la clínica severa derivada de la infección del virus es consecuencia de la reacción inmune generada por el organismo como mecanismo de lucha ante el huésped.

Cuando el virus penetra en las células epiteliales alveolares, el SARS-CoV-2 se replica rápidamente provocando que el organismo reaccione generando una respuesta inmune excesiva para luchar contra la situación, lo que produce en las células afectadas cambios apoptóticos y citopáticos.

4.4 PRUEBAS DE DETECCIÓN DEL SARS-COV-2

Hoy día las pruebas de detección como la PCR, son los principales útiles para luchar contra el Sars-Cov-2. Aunque las pruebas de detección directa están siendo la principal prueba de detección del virus, hay más pruebas que se realizan con el fin de detectar la infección se clasifican según su modo de detección y son las siguientes:

DETECCIÓN DIRECTA

- Detección del material genético - RT-PCR.
- Detección del virus como entidad individual, mediante la detección de

antígenos virales- TEST
INMUNOLOGICOS

DETECCIÓN INDIRECTA

- Detección de anticuerpos generados en el organismo huésped infectado - TEST SEROLÓGICOS.

OTROS

- Analíticas de sangre.
- Pruebas de imagen.
- Cultivos de esputo y hemocultivos.

4.4.1 DETECCIÓN DIRECTA

4.4.1.1 RT-PCR

La prueba referencia para detectar la infección del SARS-COV-2 es indiscutiblemente RT-PCR. Este análisis se basa en la amplificación de secuencias génicas del virus mediante la técnica de PCR.

Como hemos mencionado anteriormente, la PCR se basa en la amplificación del material genético mediante la reacción en cadena de la polimerasa. Para que el proceso sea posible, debemos partir de hebras de ADN. Como en este caso lo que queremos detectar es un virus ARN, debemos utilizar una variante de la PCR habitual denominada PCR con transcriptasa inversa (RT-PCR), la cual se realiza como la estándar, pero añadiendo unos pasos adicionales al principio de la técnica.

La transcriptasa inversa es una enzima del tipo ADN polimerasa que permite obtener ADNc a partir de un cebador cola de poli-T que establecerá bases complementarias con la cola de poli-A del ARN transcrito de la hebra que se va a sintetizar, lo que forma un híbrido ARN/ADN. Dicho híbrido podrá separarse mediante ribonucleasas, y después, con la acción de una ADN-polimerasa y un nuevo cebador, podrá ser completada la hebra de ADN de doble cadena como podemos ver a continuación:

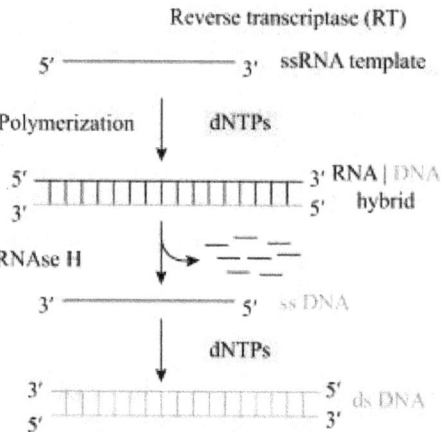

Reverse transcriptase (RT)

A partir de este momento el proceso se realizaría según el protocolo de una PCR convencional. El ADN vírico se añade a un tubo de ensayo junto con los cebadores, nucleótidos, ADN polimerasa, cloruro magnésico y otros aditivos y potenciadores (28) y se introduce en el termociclador programando la repetición de ciclos formados por 3 etapas:

- En la primera etapa (desnaturalización) la doble hélice de ADN se separa en dos hebras como consecuencia de la rotura de los puentes de hidrógeno intracatenarios (29)
- En el segundo paso (hibridación) los cebadores se unen a las zonas 3´ complementarias que flanquean el

fragmento que queremos amplificar (secuencias diana).

- En la tercera etapa (elongación) se produce la síntesis de una cadena sencilla (produciéndose un fragmento de doble cadena por la complementariedad) en la dirección 5´-> 3´ mediante la enzima ADN polimerasa.

Estas tres fases se repiten sucesivamente de 25 a 40 veces. Al final de cada serie se obtendrá siempre el doble de secuencias diana que al inicio, siendo una progresión exponencial. De esta forma, en 20 ciclos se obtiene más de un millón de copias.

Con el objetivo de obtener una mayor precisión, resolución, sensibilidad y una disminución del tiempo en que se realiza la técnica, se está empleando la modalidad de PCR a tiempo real o cuantitativa (qRT-PCR). Esta opción permite monitorizar el proceso de amplificación mediante el empleo de productos fluorescentes (28), de manera que la detección se realiza ciclo a ciclo mediante un detector de fluorescencia y un sistema de recolección de datos (29)

4.4.1.2 TEST INMUNOLÓGICOS

Las pruebas de detección de antígenos (Ag) se basan en la detección de proteínas virales específicas de SARS-CoV-2 en la muestra, como la proteína N y las subunidades S1 o S2 de la proteína espiga que estudiamos brevemente al principio de este estudio (21). Las muestras son obtenidas generalmente de orofaringe y nasofaringe por su mayor carga viral.

A diferencia de las cortas hebras de material genético de la RT-PCR que encajan con exactitud, los anticuerpos son moléculas complejas que no se pueden conseguir tan fácilmente. Además, tienen más tendencia a reconocer antígenos de otros coronavirus afines, lo cual deriva en falsos resultados positivos.(22,21)

Hasta la actualidad las pruebas que se han realizado en España con estos kits de detección de antígeno están basados en inmunocromatografía (lateral-flow) y presentan una sensibilidad baja por lo que, se recomienda usar otras técnicas como ELISA (ensayo por inmunoabsorción ligado a enzimas)

La inmunocromatografía de flujo lateral se basa en la migración de la muestra a través de unas tiras de nitrocelulosa que poseen dos líneas de anticuerpos inmovilizados y funcionan de la siguiente manera:

- Inicialmente se realiza la inmovilización de reactivos en una membrana o tira de papel.
- Posteriormente se añade la disolución de la muestra en una zona formada por una almohadilla absorbente conocida por el nombre de almohadilla de muestra o Sample Pad.
- El fluído migra a través de esta almohadilla hasta llegar a una zona con otro tipo de papel, conocido como almohadilla conjugada, en donde se ha inmovilizado el anticuerpo conjugado
- A continuación, la muestra sigue migrando a través de la membrana hasta llegar a la zona de captura, donde el complejo analito anticuerpo-conjugado se une a anticuerpos inmovilizados, produciendo una línea visible. Pasada esta línea la muestra continúa migrando hasta que llega a la zona de control, donde un exceso de anticuerpo conjugado se une y produce

una segunda línea visible, conocida como línea de control que es la que nos indica que la muestra ha migrado a través de la membrana, como se deseaba

- Si al final del ensayo se observan dos líneas, esto será indicativo de un resultado positivo, y una sola línea un resultado negativo.

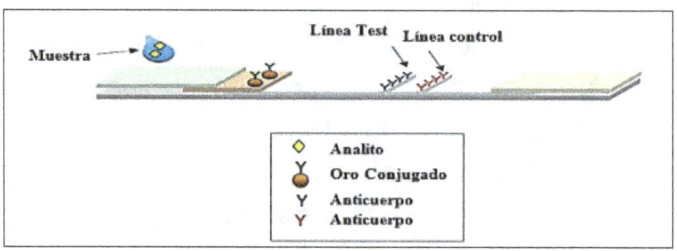

La detección del antígeno viral implica replicación activa del virus por lo que un resultado positivo de la prueba indicaría infección actual por SARS-CoV-2. Por otra parte, un resultado negativo no indica necesariamente que no haya infección ya que dada la baja sensibilidad hay posibilidad de falsos negativos (22)

.

4.4.2 DETECCIÓN INDIRECTA

4.3.2.1 TEST SEROLÓGICOS

Detectan la presencia de anticuerpos IgM e IgG frente al SARS-CoV-2 en una muestra de sangre, suero o plasma. Hay TDR que detectan los anticuerpos totales y otros que diferencian entre las IgM e IgG, y pueden detectar aisladamente IgG o IgM o ambas en el mismo kit que será de gran utilidad en el diagnóstico.

El número de kits diagnósticos para la detección de anticuerpos es superior al de antígeno por la mayor facilidad que tiene su preparación, pues es relativamente fácil clonar y expresar un gen de un antígeno de SARS-CoV y posteriormente purificar la proteína. Los más utilizados son el que codifica la proteína S (spike), necesaria para la interacción entre el virus y la célula eucariota, y el que codifica la proteína de la nucleocápside. (23)

Las técnicas más empleadas para este objetivo son la inmunocromatografía con oro coloidal o también se utilizan los enzimoinmunoensayos, principalmente la técnica ELISA recomendada por su fácil estandarización manejo y por su gran sensibilidad (23)

La inmunocromatografía con oro coloidal se basa en la técnica explicada en el punto anterior, utilizando este compuesto mineral como partícula coloreada.

El ensayo por inmunoabsorción ligado a enzimas se basa en la reacción de un Ac o de un Ag acoplado de forma covalente a una enzima, con un Ag o un Ac inmovilizado, para detectar finalmente la actividad enzimática con ayuda de sustratos específicos. Si bien existen diferentes tipos de ELISA, el más utilizado en el laboratorio es el ELISA indirecto.

El ELISA indirecto es un proceso de unión de dos pasos que implica el uso de un anticuerpo primario y un anticuerpo secundario marcado.

En este método, el anticuerpo primario se incuba con los pocillos de una placa recubiertos con antígeno. A continuación, se agrega un anticuerpo secundario marcado que reconoce el anticuerpo primario. Luego se agrega un sustrato para producir una amplificación de la señal. Este método se utiliza comúnmente para diagnosticar infecciones por bacterias, virus o parásitos y cuantificar los anticuerpos contra este antígeno extraño. La detección por ELISA indirecta es versátil, ya que se pueden usar diferentes marcadores de visualización con el mismo anticuerpo primario. Dado que se puede unir más de un anticuerpo marcado por objetivo de anticuerpo, se considera que el ELISA indirecto es altamente sensible y más flexible que el ELISA directo.

Sin embargo, puede producirse reactividad cruzada y una señal no específica con el anticuerpo secundario.

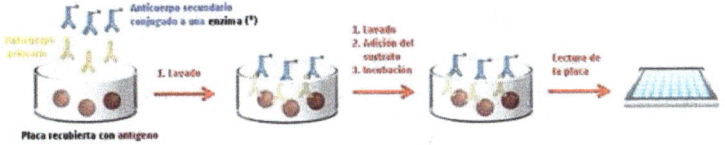

4.4.3 OTROS

Ahora, vamos a mostrar un repaso de esos análisis adicionales que se suelen hacer de forma complementaria para añadir información al diagnóstico.

Analíticas de sangre

Esta analítica se solicita en pacientes con criterios clínicos de enfermedad grave para valorar la función de órganos y detectar sepsis.

Se realiza una analítica completa que consta de:

- Hemograma y Hemostasia.
- Bioquímica que incluya función renal y hepática y parámetros inflamatorios (LDH, PCR, fibrinógeno, ferritina, dímero-D...)
- Si se sospecha insuficiencia respiratoria, gasometría arterial y lactato. (17)

Los hallazgos más comunes en pacientes con neumonía suelen ser leucopenia, leucocitosis, linfopenia o altos niveles del dímero D6. La causa de linfopenia durante esta enfermedad aún no está clara, pero diversos estudios la relacionan a la gran producción de citoquinas proinflamatorias. (16,17) Por otro lado los altos niveles de dímero D indican un cuadro de Coagulación intravascular diseminada, caracterizado por la presencia de depósitos masivos de fibrina en la circulación, lo que conlleva fenómenos trombóticos, daño orgánico y empeoramiento en el pronóstico de los pacientes. (18)

También se han descrito niveles elevados de transaminasas hepáticas, disminución de los niveles de albúmina y deterioro de la función renal.

En caso de infección bacteriana secundaria pueden estar elevados los niveles procalcitonina sérica y de proteína C-reactiva sérica.

En una revisión sistemática los hallazgos analíticos más frecuentes fueron disminución de la albúmina (75,8%), elevación de proteína C reactiva (58,3%) y de lactato deshidrogenasa, (57,0%), linfopenia (43,1%) y aumento de la velocidad de sedimentación globular (41,8%).

Pruebas de imagen

Para este cometido se emplea la radiografía de tórax, la tomografía computarizada (TC) torácica y la ecografía pulmonar.

La radiografía de tórax se debe solicitar en todos los pacientes con sospecha de neumonía mientras que la tomografía computarizada torácica no se utiliza para el cribado o el diagnóstico de COVID-19 sino que está recomendada para pacientes hospitalizados en los que los hallazgos en el TC pueden motivar un cambio en el tratamiento debido a su mayor sensibilidad que el anterior equipo. (17)

En algunos casos cuando la carga viral es insuficiente, la RT-PCR puede ser falsamente negativa mientras que la TC de tórax muestra anormalidades sugestivas que ayudan a una detección temprana y el tratamiento de la neumonía por COVID-19. (20)

En el momento actual, la evidencia disponible sobre el papel de la EP en el diagnóstico de la neumonía por COVID-19 sigue siendo escasa y no permite obtener conclusiones definitivas. Sin embargo, los datos publicados parecen indicar, en general, que la EP muestra una precisión diagnóstica similar a la TC de tórax y superior a la RT en la detección de anomalías pulmonares en pacientes con COVID-19.

Este hecho, junto con la mayor accesibilidad de la prueba y los menores riesgos para el paciente, sugieren que, en determinados contexto clínicos, se podría considerar la realización de una Ecografía pulmonar para el diagnóstico inicial de una neumonía por COVID-19.

Se ha de asumir, no obstante, que dada la proximidad entre el profesional que realiza la prueba y el paciente, y el tiempo de exposición, deben adoptarse precauciones específicas de prevención y control de la infección.

Cultivos de esputo y hemocultivos

En caso de neumonía y, por su implicación en el manejo, conviene considerar:

- Realización de cultivos de muestras de vías respiratorias (esputo) que ayuden a descartar otras causas de infección, coinfección o sobreinfección (virus respiratorios comunes, incluida la gripe, o cultivos bacterianos y/o fúngicos).

- Descartar otras posibles infecciones subyacentes como el VIH, hepatitis, HTLV, etc.
- Descartar una posible inmunodeficiencia, especialmente humoral, subyacente. Realizar cuantificación sérica de IgG, IgA, IgM.

Recoger además muestras de sangre para cultivo y así poder descartar otras causas de sepsis, especialmente pacientes con antecedentes epidemiológicos atípicos.

Las muestras deben recogerse antes de iniciar los antimicrobianos empíricos, si es posible.

Por el momento no se recomienda el aislamiento del virus en cultivos celulares

4.5 VALORACIÓN DE LOS RESULTADOS DE LAS PRUEBAS DIAGNÓSTICAS

Para poder comprender el método por el que se interpretan los resultados de las pruebas descritas anteriormente, debemos tener claro en qué momento es eficaz cada una de ellas, qué información nos aportan y a qué diagnóstico nos dirigen estos resultados. Para comprenderlo vamos a utilizar la siguiente gráfica:

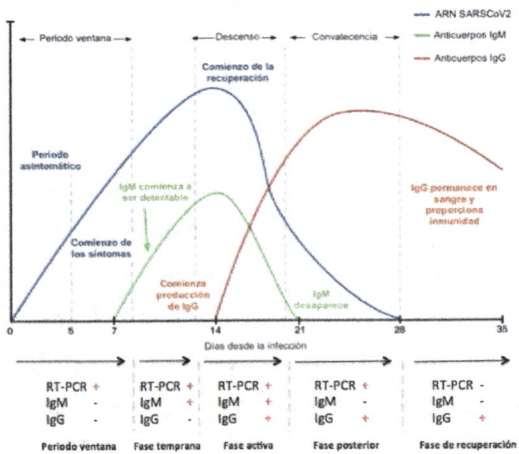

En primer lugar, es importante conocer que el proceso durante el que se desarrolla la enfermedad puede dividirse en diferentes fases, cada una de una duración de alrededor de una semana:

- El periodo ventana,
- la fase temprana,
- la fase activa,
- la fase posterior
- la fase de recuperación (30)

El virus entra en el organismo y comienza a multiplicarse. Durante mitad de la primera fase comienzan los síntomas de la enfermedad. Aproximadamente en la primera semana, el organismo empieza a reaccionar fabricando anticuerpos, siendo el primero que se eleva la IgM para luchar contra la infección y disminuye hacia la tercera semana

Entorno a la segunda semana aproximadamente, comienzan a elevarse los anticuerpos IgG, siendo estos últimos los que se mantendrán más tiempo elevados, aunque comenzarán a decaer lentamente hacia el segundo mes. Si durante el periodo en que se mantiene la inmunidad debido a las IgG se produjera de nuevo la infección, el organismo sería capaz de aumentar la producción de estas inmunoglobulinas como ocurre en muchas otras infecciones.

- ¿Cuál es la prueba más adecuada en cada momento?

- Al detectar el virus como entidad individual, la PCR y los test inmunológicos (detección directa) poseen eficacia hasta el comienzo del periodo de recuperación, donde la carga viral disminuye.
- Los test serológicos (detección indirecta) empiezan a ser eficaces en el

momento en el que el organismo empieza a fabricar anticuerpos. En primer lugar, la IgM, y posteriormente la IgG

- Los test complementarios se pueden realizar en cualquier momento como apoyo para el diagnóstico, siguiendo las normas del hospital o ministerio de sanidad (30,17)

Todas estas pruebas se indican unas junto a otras de manera complementaria para apoyar el diagnóstico. Este diagnóstico nos indicará positivo o negativo para la infección, además de poder situar al paciente en la fase de la enfermedad en la que se encuentra como podemos observar en la siguiente tabla:

Resultados			Significado clínico
PCR	IgM	IgG	
-	-	-	Negativo
+	-	-	Fase precoz de la infección
+	+	-	Fase aguda
+	+	+	Fase aguda (más evolucionada que anterior)
+	-	+	Fase final de la infección
-	+	-	Estadio temprano con falso negativo. PCR de confirmación
-	-	+	Infección pasada
-	+	+	Enfermedad en evolución. PCR de confirmación

La interpretación de los resultados la realizará un facultativo ya que es una técnica compleja

29

al presentar numerosas variables, como pueden ser resultados de PCR, serología, síntomas, gravedad, secuencia temporal (30)

5. CONCLUSIONES.

Se ha analizado la estructura externa y genómica del virus así como su ciclo de multiplicación viral observando que el receptor ACE2 de la célula es el principal requisito para la entrada del virus a su interior permitiendo así la infección.

Se ha observado que se manifiesta a distintos niveles evolucionando en muchos casos a niveles críticos debido principalmente a una reacción inmune del organismo exagerada y retardada.

Se han descrito las técnicas usadas para la detección del virus o la presencia de Ac, así como otros análisis complementarios determinando que, la PCR y los test de antígenos permiten detectar el virus como identidad propia, que los test inmunológicos nos indican la presencia o no de anticuerpos generados a consecuencia de la infección y que existen otras pruebas complementarias que nos aportan información adicional

Sin embargo, podemos decir que ninguna prueba individualmente sería suficiente para determinar un diagnóstico ya que se deben tener en cuenta otros factores como los síntomas o los resultados de otros análisis, así como los errores en los resultados.

Por otro lado, dada la situación en la que nos encontramos, cada día existe más información y más conocimientos sobre el SARS-COV-2 y la afectación de la enfermedad en el organismo. Todos los países del mundo están en continua investigación por conseguir cuanto antes una vacuna con las más altas garantías posibles para la erradicación de esta gran pandemia que está poniendo jaque a todo lo que nos rodea.

6. REFERENCIAS BIBLIOGRÁFICAS

17) Biblioteca Virtual Murciasalud. (2020, marzo 18). Recuperado 8 de mayo de 2020, dehttps://www.murciasalud.es/pagina.php?id=458263&idsec=5#epi1

7) Cascella M, Rajnik M, Cuomo A, et al. Features, Evaluation and Treatment Coronavirus (COVID-19) [Updated 2020 Apr

6]. In: StatPearls [Internet]. Treasure Island (FL): StatPearls; 2020 enero. https://cutt.ly/vyXbmkf

22) COVID-19: ¿Cómo funcionan las nuevas pruebas del coronavirus? (2020, abril 3). Recuperado 10 de mayo de 2020, de https://cutt.ly/syJSdgQ

12) Fehr, A. R., & Perlman, S. (2015). Coronaviruses: An Overview of Their Replication and Pathogenesis. Coronaviruses, 1-23. https://cutt.ly/UyLYAM1

30) García, A. [Fundación Q. (2020, mayo 14). COVID-19: Test diagnósticos e interpretación de resultados [Archivo de vídeo]. Recuperado de https://www.youtube.com/watch?v=fNoikUVSnDY&feature=youtu.be

16) Giamarellos-Bourboulis, E. J., Netea, M. G., Rovina, N., Akinosoglou, K., Antoniadou, A., Antonakos, N., … Koutsoukou, A. (2020). Complex Immune Dysregulation in COVID-19 Patients with Severe Respiratory Failure. Cell Host & Microbe, 38-43. https://doi.org/10.1016/j.chom.2020.04.009

28) Gómez-Aguado, L. F. M. I. (2015). Biología molecular y citogenética (CFGS LABORATORIO) (Spanish Edition) Editorial Altamar, Barcelona (pág 142-151)

20) Hani, C., Trieu, N. H., Saab, I., Dangeard, S., Bennani, S., Chassagnon, G., & Revel, M.-P. (2020). COVID-19 pneumonia: A review of typical CT findings and differential diagnosis. Diagnostic and Interventional Imaging, 101(5), 263-268. https://doi.org/10.1016/j.diii.2020.03.014

27) Mas, E., Poza, J., Ciriza, J., Zaragoza, P., Osta, R., Rodellar. C., Revista., (2001) Fundamento de la Reacción en Cadena de la Polimerasa (PCR) Revista AquaTIC. Recuperado el 12 de Mayo de 2020 de https://cutt.ly/ZyJHRw7

21) Onoda, M., Martínez, M,-J. Grupo de Patología Infecciosa de la Asociación Española de Pediatría de Atención Primaria. Abril de 2020. Pruebas diagnósticas de laboratorio de COVID-19. Recuperado el 10 de Mayo de https://www.aepap.org/coronavirus/pediatria-de-atencion-primaria

18) Páramo, J.-A. (2020, abril 10). Coagulación, Dímero D y COVID-19. Recuperado 05-08, de https://www.covid-19.seth.es/coagulacion-dimero-d-y-covid-19/

29) Segura, A.M.S., (2006) Biología molecular y citogenética, Editorial Síntesis, Madrid (pág. 281-289)

23) Sociedad Española de Enfermedades Infecciosas y Microbiología Clínica. Seimc.org. 2020. Recuperado 11 de mayo de 2020 de https://cutt.ly/CyJHQTB

Anexo 1: Resultados de pruebas e interpretación

PCR o Ag	Ab	IgM	IgG	Sintomáticos días tras inicio de síntomas	Leves	Graves	Críticos	Asintomáticos días tras la exposición	Asintomáticos exposición desconocida*
+	-	-	-	<7	IA	IA	IA	<12 IA	IA
-	+	-	-	<7	IA	IA	IA	<12 IA	IA
+	+	-	-	<7	IA	IA	IA	<12 IA	IA
+	-	-	-	7-14	IR	IA	IA	12-19 IR	IA
-	+	-	-	7-14	IR	IA	IA	12-19 IR	IA
+	+	-	-	7-14	IR	IA	IA	12-19 IR	IA
+	+	+	-	7-14	IR	IA	IA	12-19 IR	IR
+	+	+	+	7-14	IR	IA	IA	12-19 IR	IR
-	+	+	-	7-14	IR	IA	IA	12-19 IR	IR
-	+	+	+	7-14	IR	IA	IA	12-19 IR	IR/IP
+	-	-	-	15-50	IP	IA	IA	20-55 IP	IA
-	+	-	-	15-50	IP	IR	IA	20-55 IP	IA
+	+	-	-	15-50	IP	IA	IA	20-55 IP	IA
+	+	+	-	15-50	IP	IA	IA	20-55 IP	IR
+	+	+	+	15-50	IP	IA	IA	20-55 IP	IR
-	+	+	-	15-50	IP	IR	IA	20-55 IP	IR
-	+	+	+	15-50	IP	IR	IA	20-55 IP	IR/IP
+	-	-	-	>50	IP	IR	IA	>55 IP	IA
+	+	-	-	>50	IP	IR	IA	>55 IP	IA
+	+	+	-	>50	IP	IR	IA	>55 IP	IR
+	+	+	+	>50	IP	IR	IA	>55 IP	IR
+	+	-	+	>50	IP	IR	IA	>55 IP	IR
-	+	-	-	>50	IP	IP	IR	>55 IP	IA
-	+	+	-	>50	IP	IP	IR	>55 IP	IR
-	+	+	+	>50	IP	IP	IR	>55 IP	IR/IP
-	+	-	+	>50	IP	IP	IR	>55 IP	IP

Tabla de interpretación de resultados.

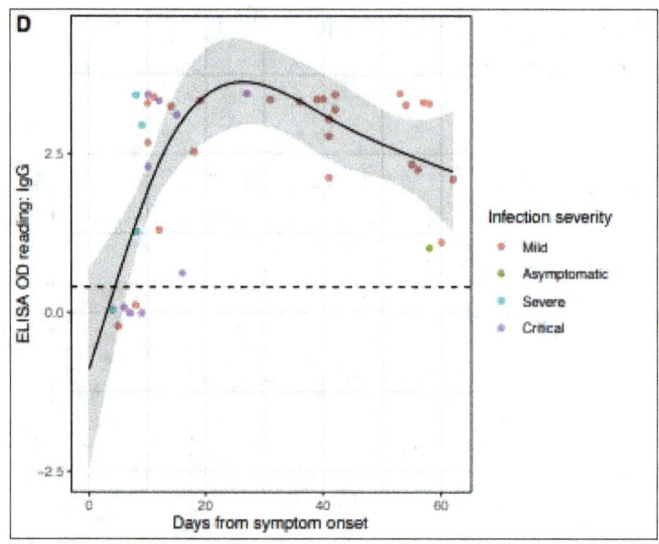

Técnica Elisa para anticuerpos.